AF384232

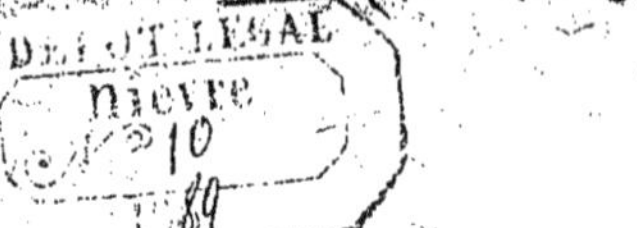
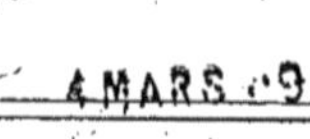

NOUVELLE ÉTIOLOGIE

DES

ÉPIDÉMIES DE CHOLÉRA

CAUSE ORIGINELLE

MOYENS DE S'EN PRÉSERVER

PAR

Le docteur CH. PIGEON (de la Nièvre)

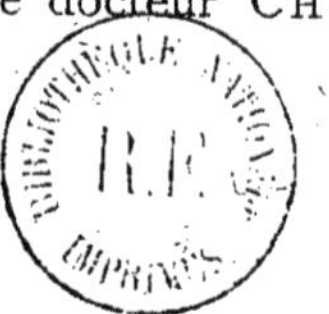

On ne peut s'empêcher de reconnaître que jusqu'au moment où un heureux observateur nous aura révélé quelle est la cause essentielle des épidémies du choléra, il restera une grande lacune dans l'histoire de ces épidémies.

BOUILLAUD. — *Traité du choléra.*

Il est une chose certaine, c'est que le choléra a cessé de faire des victimes depuis le moment où vous avez bien voulu venir nous visiter matin et soir.

(Extrait d'une lettre à l'auteur par le curé de Breugnon, canton de Clamecy (Nièvre), épidémie de 1854).

CHEZ L'AUTEUR

À FOURCHAMBAULT (NIÈVRE)

Et dans les principales Librairies

—

1889

NOUVELLE ÉTIOLOGIE

DES

ÉPIDÉMIES DE CHOLÉRA

NOUVELLE ÉTIOLOGIE

DES

ÉPIDÉMIES DE CHOLÉRA

CAUSE ORIGINELLE

MOYENS DE S'EN PRÉSERVER

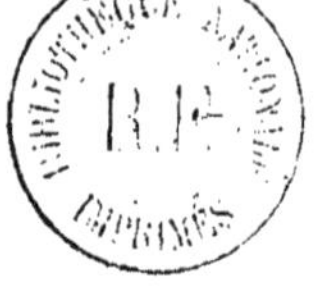

> On ne peut s'empêcher de reconnaître que jusqu'au moment où un heureux observateur nous aura révélé quelle est la cause essentielle des épidémies du choléra, il restera une grande lacune dans l'histoire de ces épidémies.
>
> Bouillaud. — (*Traité du choléra*).
>
> Il est une chose certaine, c'est que le choléra a cessé de faire des victimes depuis le moment où vous avez bien voulu venir nous visiter matin et soir.
>
> *Extrait d'une lettre à l'auteur par le curé de Breugnon, canton de Clamecy (Nièvre) épidémie de 1854.*

Les problèmes inhérents à la pathologie sont on ne peut plus complexes. Aussi malgré leur nombre à l'infini en est-il fort peu qui aient reçu une solution sans conteste.

C'est ainsi que le problème étiologique des épidémies de choléra, bien qu'elles débutent, évoluent et se terminent sous nos yeux, en est encore à l'état de controverse. En effet, il existe scolastiquement deux étiologies de ces épidémies dans chacune desquelles on admet une cause originelle différente.

Examinons si de l'une ou de l'autre de ces étiologies ressort manifestement quelle est cette cause originelle.

Étiologie d'une cause unique

D'après l'une de ces étiologies ce serait une cause *unique* qui produirait les épidémies en question. Cette cause consisterait en un certain agent, originaire des Indes, qui serait doué de la propriété d'engendrer le choléra *in extenso*, de celle de repulluler chez les personnes atteintes de cette maladie ; de celle encore de s'en dégager en si grande quantité, avec une telle merveilleuse facilité de dissémination et une telle puissance de contamination qu'il suffirait parfois d'un seul cas de choléra pour donner lieu à une grande épidémie.

Il convient d'ajouter que cette étiologie, de date récente, est l'œuvre d'un congrès international, composé de célébrités médicales et de diplomates de divers pays, tous d'accord sur le fond, à leur arrivée à Constantinople, où siégea ce congrès, qu'une fois les détails réglés, elle fut présentée, comme devant mettre fin, sous peu, aux épidémies de choléra, en Europe, et qu'il s'ensuivit, immédiatement, la création de places fort lucratives dont furent pourvus, ceux-là même qui venaient de la décider, je devrais dire imaginer par la raison que le prétendu agent de contamination — *base fondamentale de cette étiologie* — n'ayant jamais été démontré, elle n'est dès lors qu'une conception de l'imagination.

Constatons que malgré ces promesses et des mesures de toutes sortes prétendues préservatrices, des épidémies de choléra n'ont pas moins continué à se manifester en Europe et que l'auteur principal de cette étiologie, Fauvel l'a solennellement abandonnée lors de la dernière épidémie de choléra à Toulon, dans une lettre à l'Académie de médecine où il dit entre autres choses « que l'affolement qui résulterait de la croyance en la contagion, autrement dit contamination de cette épidémie se traduirait par des mesures désastreuses qui dépasseraient pour la fortune publique de la France, les résultats d'une grande guerre malheureuse », sans compter, aurait-il pu ajouter, les nombreux cas de choléra et les nombreux actes de barbarie auxquels donne lieu, à chaque épidémie, une telle croyance.

Que penser d'une telle étiologie ?

Mieux vaut n'en rien dire, et simplement l'abandonner à elle-même à l'exemple de son principal auteur.

Toutefois comme elle a reçu en ces derniers temps un relief d'apparence scientifique de la part d'une grande célébrité, M. Pasteur, et qu'elle pourrait renaître de ses cendres sous l'impulsion magique de ce profond connaisseur de l'humanité, je tiens a établir qu'elle est en contradiction formelle avec le sens commun.

En effet, d'après le sens commun, si c'était par contagion, contamination, transmission ou infection comme on voudra, que les épidémies de choléra se produisent, au moyen d'un miasme, d'un microbe, d'un bacille, ou de tout autre agent repullullant chez les cholériques, il est évident qu'une fois une de ces épidémies déclarée dans une localité, les cas de choléra s'y produiraient de voisins à voisins, de maisons circonvoisines à maisons circonvoisines, et en nombre de plus en plus grand jusqu'à ce que toutes les personnes comprises dans cette localité aient été cholérisées. Il est évident en outre que cette même épidémie se propagerait extérieurement en tous sens, de localités circonvoisines à localités circonvoisines jusqu'à la rencontre de lieux inhabités, tandis qu'au su de tout le monde, les épidémies en question se produisent dans des lieux plus ou moins éloignés les uns des autres, sans qu'on rencontre même un seul cas de choléra dans les localités intermédiaires, et cela malgré des relations réciproques entre celles épidémisées et celles qui ne le sont pas. Il est connu en outre que chacune de ces épidémies évolue sous forme d'un foyer circonscrit plus ou moins étendu dans lequel les cas de choléra se produisent indistinctement çà ou là, en nombre parfois plus grand le jour de leur debut que pendant aucun autre jour de leur durée, et cela sans que l'immense majorité des personnes y vivant éprouve la moindre atteinte de choléra, et sans qu'il s'en manifeste un seul cas dans les lieux environnants, malgré des communications incessantes.

Notons encore que, d'après le sens commun, si c'était une cause *unique* qui ait la puissance d'engendrer, *ipso facto*, le choléra *in extenso*, cette cause étant nécessairement identique à elle-même, tous les cas de choléra seraient nécessairement identiques, tandis qu'au su de tout le monde, les cas de cette maladie présentent entre eux les différences les plus extraordinaires.

Cette étiologie d'une cause *unique*, contagieuse ou non, ne nous apprend donc absolument rien de la cause originelle des épidémies de choléra et de plus elle est radicalement inadmissible.

Chose étrange! l'auteur principal de cette étiologie éclairé par l'expérience et mu sans doute par un sentiment de remords de l'avoir mise en pratique, déclare y renoncer en la signalant comme « plus désastreuse qu'une grande guerre malheureuse » et immédiatement il est disgrâcié!

Est-ce que par hasard, il existerait en France un personnage ou une coterie dont l'intérêt particulier serait lésé par l'abandon de cette étiologie et qui aurait assez de puissance pour la maintenir officielle et triomphante, bien que « plus désastreuse qu'une grande guerre malheureuse » au dire de celui qui étant inspecteur général des services sanitaires se trouvait mieux à même que personne de savoir la vérité à cet égard?

Mais ne sortons pas de notre sujet qui est purement médical et bornons-nous à indiquer comme moyen d'édifier le gouvernement, dans le cas où il lui resterait encore des doutes sur cette étiologie, la mise en présence d'un nombre égal de ses partisans et de ses adversaires à l'effet de vérifier contradictoirement les faits, expériences et déductions sur lesquels on la prétend fondée.

En agissant ainsi le gouvernement ne ferait d'ailleurs que se conformer à un principe tutélaire des sciences précises qu'il doit se hâter d'appliquer aux questions de la médecine, si, au milieu de cette foule de moyens prétendus préservatifs et curatifs de toutes les maladies, qui fourmillent aujourd'hui, il veut parvenir à discerner le vrai du faux, l'utile du nuisible, la capacité de la célébrité, et s'il tient à voir s'élever enfin au niveau des sciences précises, cette médecine, si digne de sa sollicitude, puisque, bien comprise, elle a pour mission non pas seulement de rétablir la santé chez celui qui l'a perdue mais encore d'indiquer les moyens généraux et particuliers de la conserver, ainsi que ceux de fortifier les constitutions ; toutes choses de la plus haute importance pour chacun, pour tous, pour la patrie qui a besoin d'enfants vigoureux pour la servir.

Étiologie de causes multiples

Passons à l'autre étiologie.

D'après celle-ci, ce serait du fait de *causes multiples* que se produiraient les épidémies de choléra.

Elle remonte à la plus haute antiquité. En effet, Hippocrate attribuait les épidémies en général à des modifications insolites de l'air atmosphérique, tout en déclarant qu'outre les modifications accessibles à ses moyens d'observation, il devait y en avoir encore une — la principale — qui lui échappait et que pour cette raison, il dénommait *aliqu d divum*.

C'est cette étiologie qui a eu cours depuis lors, à peu près exclusivement, dans le monde entier.

C'est elle aussi qui fut admise, dès les premières épidémies cholériques de ce siècle, en Europe, par le corps médical français, et par les médecins des autres nations, vite édi-
fié que l'on fut par la masse de faits qui se succédèrent coup
sur coup.

Lors de la terrible épidémie de 1832, à Paris, tout jeune
étudiant de première année, je l'ai entendu professer par
Broussais, le géant de cette brillante époque des concours.

Voici comment Bouillaud comprenait cette étiologie. Je
copie sur son *Traité du choléra*, page 177. « C'est sous l'influence d'une cause *spécifique, essentielle* et de causes *adju-
vantes, occasionnelles*, que se produisent les épidémies de
choléra : s'il est, continue-t-il, un élément important à con-
naitre dans l'étude d'une épidémie en général, c'est assuré-
ment la cause spécifique. Cette connaissance n'est pas seulement utile parce qu'elle constituerait une des premières don-
nées pour la solution du problème de la nature de l'épidémie
mais aussi parce qu'elle nous permettrait d'élever sur une
base solide, rationnelle, le système de la thérapeutique pré-
servatrice, laquelle dans toute épidémie un peu grave aurait
de si grands avantages sur la thérapeutique curative et
pourrait seule lutter d'une manière complètement efficace
contre le fléau épidémique. Par quelle fatalité se fait-il que
la cause spécifique, la cause-mère, si l'on peut ainsi dire,
des plus formidables épidémies soit enveloppée d'une obscu-
rité que l'œil de l'observation et de l'intelligence ne peut per-
cer ? L'épidémie qui nous occupe ne confirme que trop la
triste vérité que nous venons d'énoncer. Quoiqu'il en soit,
ajoute-t-il (page 182) on ne peut s'empêcher de reconnaître
que jusqu'au jour *où quelque heureux observateur nous
aura révélé la nature de cette cause specifique* (si toutefois
une telle découverte n'est pas inaccessible à nos moyens d'observation) il restera *une grande lacune* dans l'histoire du
choléra » :

Ainsi suivant cette seconde étiologie, c'est par des causes

multiples que se produiraient les épidémies de choléra, et l'une de ces causes serait *essentielle*, c'est-à-dire indispensable à la production de ces épidémies, tandis que les autres seraient simplement auxiliaires.

Une telle étiologie, on ne saurait en disconvenir, par la cause essentielle, commune à tous les cas de choléra, permet de se rendre naturellement compte d'un certain nombre de mêmes symptômes que présentent tous ces cas — ce qui constitue entre eux une certaine ressemblance malgré d'autres symptômes les plus dissemblables — de même que la diversité de ces autres symptômes s'explique naturellement aussi par la diversité des causes auxiliaires ; mais quelque vraisemblable que paraisse cette étiologie, elle n'en est pas moins sujette à controverse puisque la cause *essentielle* n'est pas connue.

Telles sont les deux étiologies concernant les épidémies de choléra qui ont eu cours jusqu'ici, et qui, sous l'inspiration de célébrités, ont régné tour à tour, comme officielles, quoi qu'étant contradictoires.

Notons qu'il en ressort que les moyens prétendus préservatifs du choléra, préconisés jusqu'à ce jour, ne reposent pas sur une base réelle puisque ni l'une ni l'autre ne nous apprend quelle est la cause essentielle de cette maladie et que dès lors il peut se faire que ces moyens, au lieu d'être utiles soient nuisibles. C'est malheureusement ce qui a lieu, ce dont ne témoignent que trop douloureusement, pour n'en citer qu'un seul exemple, les morts nombreuses survenues, il y a quelques années à la suite des inoculations soi-disant anti-cholériques du docteur Ferran dont la célébrité en Espagne rivalisait avec celle de M. Pasteur en France et celle du docteur Koch en Allemagne.

Une remarque encore, c'est que dans l'étiologie d'Hippocrate on avoue modestement ne pas connaître la cause essentielle du choléra et on se borne à indiquer de simples moyens hygiéniques comme précaution à prendre, tandis que dans

celle d'une cause unique on fait croire que l'on connaît
cette cause, ce qui n'est pas, et l'on se dit en possession de
moyens d'en préserver, lesquels moyens sont au contraire,
les uns, d'après Fauvel, plus désastreux pour la fortune
publique qu'une grande guerre malheureuse, et les autres
susceptibles de déterminer rapidement la mort, ou bien
inefficaces ; ce qu'attestent les faits précités du docteur Ferran
et celui de l'infortuné jeune normalien Tuilier, mort du
choléra en Egypte, victime de sa crédulité dans les instruc-
tions prétendues anti-cholériques de M. Pasteur.

Nouvelle étiologie des épidémies de choléra

Il existe toutefois une troisième étiologie des épidémies de
choléra, mais, il faut bien en faire l'aveu, elle émane d'un simple
praticien de province, et de plus elle est en contradiction
avec celle aujourd'hui régnante, aussi reste-t-elle enfouie dans
le silence bien qu'il y ait des institutions chargées par le gouvernement d'émettre leur avis sur ces sortes de questions.

Elle a cependant valu à l'auteur des lettres approbatrices
de plusieurs savants, ainsi que l'honneur d'une correspondance avec M. Gladstone alors qu'il était premier ministre
d'Angleterre, correspondance qui autorise à croire qu'elle n'a
pas été sans influence sur la décision prise par ce sérieux
homme d'Etat pour délivrer son pays des mesures prétendues préservatrices du choléra. Elle est le résultat de mes
propres observations au milieu des nombreuses épidémies de
choléra auxquelles j'ai assisté et d'une étude spéciale à laquelle
a été consacrée une grande partie de ma longue carrière médicale. J'ajoute qu'elle a été pour moi un guide bien précieux
tant pour la compréhension des phénomènes morbides dits le
choléra, que pour la thérapeutique préventive et curative à
opposer à cette redoutable maladie.

Cette étiologie, de même que celle d'Hippocrate, admet que
les épidémies de choléra se produisent sous les actions réunies

de causes mult:ples, dont l'une essentielle et les autres simplement auxiliaires.

Seulement elle spécifie en outre en quoi consiste cette cause *essentielle* et quelle est la manière dont elle contribue à produire le choléra. Elle fait plus, elle précise quelles sont les causes auxiliaires et qu'elle est la manière dont chacune aide celle essentielle à la production de cette maladie. Elle va plus loin encore, elle indique quels sont les moyens de s'en préserver. De sorte que si elle est exacte, et je la tiens pour telle jusqu'à preuve du contraire, la *grande lacune* dans l'histoire du choléra, si douloureusement signalée par Bouillaud, mon illustre président de thèse, se trouve désormais comblée, voire même bien aude-là de ses *desiderata*.

Bien que la démonstration de cette cause essentielle et des moyens de s'en préserver se trouve exposée avec preuves à l'appui, dans ma brochure intitulée : *Le choléra, sa non-contagion, ses causes, leur mode d'action, moyens de s'en préserver* (1), en raison de l'importance capitale de la cause *essentielle*, j'éprouve le besoin de revenir sur sa démonstration dans le but de la rendre plus évidente encore, s'il est possible, et pour répondre aussi à l'appel philanthropique du fondateur du prix Bréant.

Cause originelle des épidémies de choléra

La cause originelle des épidémies de choléra, d'après notre étiologie, consiste, ainsi que l'avait prévu l'immortel fondateur de la médecine d'observation, en une modification

---

(1) L'auteur fait la remarque, pour les personnes qui désireraient prendre connaissance de cette brochure, qu'elle doit se trouver aux archives de l'académie de Médecine et à celles de l'académie des Sciences. Il en a en effet envoyé une à chacune de ces académies à peine imprimée, il y a quelques années déjà. Comme il n'en a pas entendu parler depuis, non plus que d'autres communications sur le même sujet, dans la pensée que peut-être ces envois ne sont pas arrivés à destination, il adresse à chacune de ces académies une même brochure conjointement avec cette nouvelle étude à même destination de concourir pour les questions concernant le choléra. Cette brochure se trouve également à la librairie Baillère, boulevard Saint-Germain.

insolite de l'air atmosphérique, et cette modification n'est autre qu'une diminution excessive dans l'ozone et l'électricité de cet air. Je la dénomme cause *originelle* parce que c'est elle qui provoque la période originelle dite d'incubation du choléra.

Rappelons que cette modification atmosphérique a été découverte lors de l'épidémie de 1832 à Paris, que depuis elle a été rencontrée dans toutes celles de ces mêmes épidémies qui ont été soumises à des expériences, et que dès sa découverte, en raison de sa nouveauté et de son importance, elle fut considérée comme étant la cause *originelle* de cette épidémie. Seulement peu à près on constata l'existence de cette modification atmosphérique dans des localités où il n'existait aucun cas de choléra et on en conclut que ce n'était pas elle qui était cette cause : cette conclusion sans doute était rationnelle au point de vue de l'étiologie d'une *cause unique*, mais en présence de l'étiologie de *causes multiples* il s'agissait d'examiner si cette modification atmosphérique n'était pas l'une des causes qui jouaient un rôle dans la production de cette épidémie et quel était ce rôle. Malheureusement on ne les fit pas, bien qu'on y fut convié par l'axiôme suivant de la médecine d'observation, à savoir que « toute modification dans le milieu ambiant où l'homme a l'habitude de vivre provoque en lui une modification fonctionnelle ou organique à déterminer ».

Omission infiniment regrettable par la raison qu'il est probable qu'on se fut aussitôt rendu compte que cette modification atmosphérique était bien réellement la cause originelle de cette épidémie, et que la nature même de cette modification indique les moyens de s'en préserver !

Dès lors, depuis 1832, que d'horribles souffrances, que de larmes, que de vies n'auraient pas été épargnées !

Puisse ce douloureux exemple, joint à celui de la suprématie dont a joui et dont jouit encore, de diverses manières, la fameuse étiologie de la contamination quoi qu'ayant été abandonnée par son principal auteur, appeler l'attention du gouvernement sur l'insuffisance de nos institutions médicales et lui suggérer la pensée de confier sans retard à des commissions composées de médecins d'opinions différentes l'étude de la genèse des épidémies de nos diverses maladies, à commencer par une vérification théorique et expérimentale des étiologies tant anciennes que nouvelles.

Revenons à la démonstration que c'est bien en réalité la diminution insolite de l'ozone et de l'électricité atmosphérique, particulière aux époques d'épidémie de choléra, qui constitue la cause originelle, *siné quà non* de ces épidémies.

La preuve qu'une telle modification atmosphérique est susceptible de jouer un rôle dans la production des épidémies de choléra, c'est qu'elle altère sensiblement la constitution de l'air au point de vue tant physique que chimique et qu'ainsi qu'il vient d'être énoncé, « toute modification dans le milieu ambiant où l'homme a l'habitude de vivre provoque en lui une modification fonctionnelle au organique à *déterminer* ».

La preuve que cette modification atmosphérique joue réellement un rôle dans la production des épidémies de choléra et que ce rôle est *essentiel*, c'est qu'on la rencontre constamment, identique à elle-même, dans toutes celles de ces épidémies que l'on soumet à des expériences, tandis qu'on n'a jamais signalé une seule de ces épidémies où cette modification atmosphérique n'existait pas.

La preuve que cette modification atmosphérique est susceptible d'être la cause originelle des épidémies de choléra, c'est d'abord qu'elle existe de façon à pouvoir agir épidémiquement, c'est-à-dire sur chacune des personnes qui se trouvent comprises dans sa sphère d'existence, c'est ensuite que précisément elle agit de façon à provoquer la période originelle dite d'incubation du choléra.

En effet, que peut provoquer en nous une diminution insolite de l'ozone et de l'électricité de l'air atmosphérique ? sinon physiquement une émission insolite de notre électricité physiologique au profit de cet air insolitement moins électrisé, sinon chimiquement, à cause de la moindre quantité d'ozone contenue dans les portions de cet air que nous aspirons sans cesse dans nos poumons, une diminution insolite dans les combustions de notre sang, sinon par cela même, entre autres phénomènes, une diminution dans les produits fonctionnels des reins, des glandes salivaires, de celles sudoripares, ainsi qu'une diminution insolite dans la production normale de notre calorique et ne notre électricité physiologiques.

Or, il en résulte naturellement des urines moins abondantes une bouche sèche, une peau sèche, et fraîche à cause de la diminution du calorique, ainsi que de la courbature, c'est-à-dire le sentiment comme d'une grande fatigue qu'auraient éprouvé les jambes, les bras, tout le corps à cause de la diminution de l'électricité qui est l'agent sous l'action duquel s'effectue le fonctionnement de nos divers organes, (1) et ce sont là précisément les signes fondamentaux de la période originelle, dite d'incubation du choléra.

La preuve que cette modification atmosphérique est impuissante à elle seule à produire le choléra *in extenso* et qu'elle ne dépasse pas le simple rôle de cause originelle qui vient d'être exposé, c'est qu'aux époques des épidémies de choléra, on la rencontre dans des localités où il n'existe aucun cas de choléra, ni aucune épidémie de quelque maladie si bénigne soit-elle.

La preuve que cette modification atmosphérique est bien réellement la cause originelle des épidémies de choléra, c'est, ainsi qu'il a déjà été dit, qu'on la rencontre, identique à elle même, dans toutes celles de ces épidémies qu'on soumet à des expériences, aussi bien dans celles qui règnent en été qu'en hiver, par la pluie que par la sécheresse, par les vents que par les accalmies, dans les vallées que sur les montagnes, tandis que malgré des recherches à l'infini on n'a découvert

---

(1) Voir notre brochure intitulée : *Rôle de l'électricité dans l'économie animale.*

aucun autre agent qui ait pu être considéré comme étant cette cause.

C'est de plus, qu'a ma connaissance du moins, il n'existe même pas dans l'univers entier un seul autre agent qui puisse, à titre seulement de simple hypothèse, être rationnellement admis comme étant cette cause.

En effet, je le demande, quel et l'agent quelconque de nature autre que de nature électrique qui soit susceptible d'exister, identique à lui-même, et de conserver une même action dans les conditions si diverses ci-dessus indiquées ?

Voici au surplus la confirmation que c'est bien en réalité la modification atmosphérique en question qui est la cause originelle des épidémies de choléra : c'est qu'il résulte des observations de M. Palmieri, le savant directeur de l'observatoire du Vésuve, que ce n'est jamais qu'après la constitution de cette modification atmosphérique que débutent les épidémies de choléra, que les recrudescences et les décroissances auxquelles ces épidémies sont sujettes, coïncident généralement avec des variations en plus ou moins d'intensité de cette même modification atmosphérique, et que ces épidémies cessent dès que cette modification a disparu.

Moyens de se préserver du choléra

Quant aux moyens de se préserver du choléra, il va de soi qu'ils consistent, en particulier, en tout ce qui peut nous soustraire à l'action de la modification atmosphérique, cause originelle du choléra. En effet se garantir de la cause originelle, c'est se garantir du choléra lui-même, puisqu'elle est essentielle, c'est-à-dire indispensable à la production de cette maladie. Ces moyens se trouvant indiqués en détail dans ma brochure précitée, je signale seulement comme étant le principal, une bonne vêture, autant que possible de laine, bas y compris, qui en nous isolant du milieu ambiant insolitement moins électrisé, nous permet de vaquer à nos occupations journalières, tout en restant à l'abri de son action.

Comme témoignage de la puissante efficacité de ce simple

moyen, je me borne à citer la cessation de l'épidémie de Breugnon dont il est fait mention dans la seconde épigraphe de cette étude, laquelle cessation eut lieu immédiatement après la mise en pratique de ce moyen que je prescrivis d'une façon générale, et avec insistance, dès ma première visite (1).

Qu'il me soit permis de faire remarquer qu'un tel résultat obtenu, *illico*, par un tel moyen, constitue une nouvelle preuve indéniable que la diminution de l'état ozono-électrique de l'air particulière aux époques des épidémies de choléra, est bien réellement l'*aliquid divum* d'Hippocrate, la cause *spécifique* de Bouillaud, c'est-à-dire la cause *originelle*, *siné quâ non* de ces épidémies.

Il résulte donc de ce qui précède que telle est la cause *originelle* des épidémies en question, et qu'il est désormais possible de vivre au milieu de ces épidémies jusqu'ici si meurtrières, avec la certitude de ne pas être atteint de choléra, certitude aussi rationnelle d'ailleurs que celle de ne pas être atteint par la foudre avec un paratonnerre comme moyen de préservation, et d'autant mieux fondée, ajouté-je, qu'il existe également des moyens de se préserver des causes auxiliaires, toutes choses qui se trouvent établies dans la brochure précitée, avec preuves à l'appui.

Ne terminons pas sans proclamer bien haut, à l'intention surtout de la jeune génération médicale entrainée qu'elle est dans un empirisme des plus dangereux, que c'est à la méthode d'Hippocrate, celle d'observation ayant aujourd'hui à sa disposition le double flambeau des sciences et de la biologie pour l'éclairer, qu'est due la solution de ce problème ardu, considéré jusqu'ici comme un mystère impénétrable.

---

(1) Les journaux viennent d'annoncer la décision de l'emploi de chemises en laine pour l'armée. Cette heureuse innovation n'aurait-elle pas été inspirée par les lignes suivantes à l'adresse de l'auteur, page 8 de la brochure précitée, intitulée « Le choléra etc. » « Vos adversaires avoueront-ils d'eux-mêmes leur erreur ? J'aime à croire que la bonne foi l'emportant sur l'amour propre et l'intérêt personnel, il en sera ainsi pour le plus grand nombre. Mais je considère que tous, sans exception, se hâteront d'utiliser pour eux-mêmes les moyens si rationnels de préservation qui découlent de cette étiologie et que d'ailleurs l'une de vos épigraphes nous apprend avoir été sanctionnée par l'expérience. »

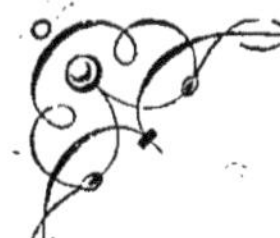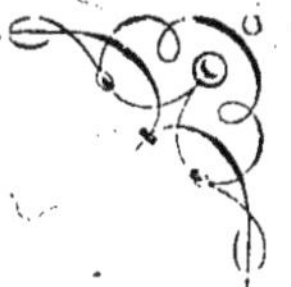

OUVRAGES DU MÊME AUTEUR

Organisation de l'Exercice de la Médecine.
Quelques Réflexions sur la Communication de M. Bouley
à l'Académie de Médecine relativement à la Cocote
et au Typhus de la race bovine.

Théorie du Sommeil.

Peste Bovine ou Choléra des bêtes à cornes.

Étiologie du Typhus exanthématique. — Rôle des Encombrements. — Un Mot du Choléra.

Théorie du Fonctionnement de notre organisme.

Des causes de la Pénétration et de la Circulation du sang dans le système veineux.

Rôle de l'Electricité dans l'Economie animale.

Réflexions sur les Expériences et les Conclusions de M. Pasteur relatives au Charbon.

Causes du Choléra ; Moyens de s'en préserver.

Examen des Doctrines médicales de M. Pasteur.

Le Virus rabique de M. Pasteur.

Le Choléra, sa non-contagion, ses causes, leur mode d'action, moyens de s'en préserver, traitement.

Nevers. — Imprimerie générale L. Gourdet.

www.ingramcontent.com/pod-product-compliance
Ingram Content Group UK Ltd.
Pitfield, Milton Keynes, MK11 3LW, UK
UKHW010916160726
13695UKWH00007B/2598